NOTE

SUR

L'ALBUMINURIE

ET

SON TRAITEMENT PAR LE PERCHLORURE DE FER

ET LE SEIGLE ERGOTÉ

A PROPOS D'UN MÉMOIRE LU PAR M. LE DOCTEUR HUGUES

A LA SOCIÉTÉ DES SCIENCES MÉDICALES, LE 28 AOUT 1861,

PAR LE DOCTEUR PERROUD,

MÉDECIN DE L'HÔTEL-DIEU ET DU DISPENSAIRE GÉNÉRAL,

Ancien chef de clinique à l'Ecole de médecine,
lauréat de la Société de médecine de Bordeaux, membre titulaire
de la Société linnéenne et de la Société des sciences médicales
de Lyon, correspondant de la Société médicale d'Amiens,
et des Sociétés de médecine de Bordeaux,
de Chambéry, de Saint-Etienne
et de la Loire.

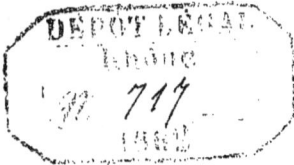

LYON

IMPRIMERIE D'AIMÉ VINGTRINIER

RUE BELLE-CORDIÈRE, 14.

1862

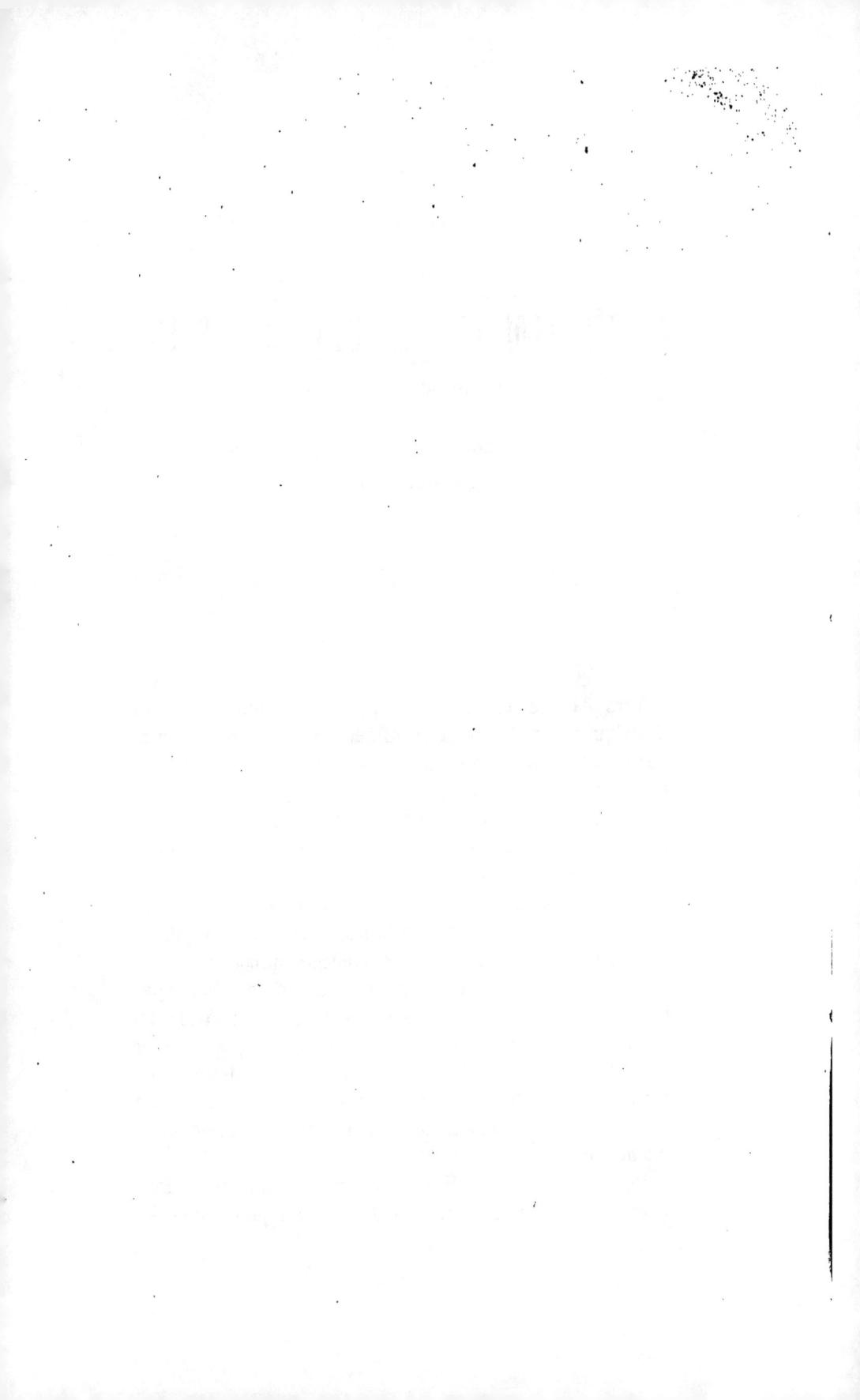

RAPPORT

SUR UN MÉMOIRE DE M. LE Dr HUGUES,

INTITULÉ :

DE L'EMPLOI DU PERCHLORURE DE FER

ET DU SEIGLE ERGOTÉ

DANS LES DIVERSES MALADIES OU L'ON TROUVE
DE L'ALBUMINE DANS L'URINE.

Vers l'année 1855, M. Socquet, guidé par des idées théoriques que j'aurai à examiner, donna le perchlorure de fer et le seigle ergoté dans certains cas d'albuminurie. Le succès répondit à son attente. Plus tard, dans ces derniers mois, encouragé par ces premiers essais, M. le docteur Chatain, alors chargé du service de la salle Sainte-Marie, traita quelques albuminuriques par les mêmes moyens et ses malades s'en trouvèrent très-bien.

Vivement ému par des résultats si heureux, M. Hugues a colligé dans le service des deux médecins précités un certain nombre de cas d'albuminurie guéris ou améliorés par le perchlorure de fer uni au seigle ergoté ; mais là ne s'est pas bornée son étude, il s'est encore appliqué à commenter ces faits ; et pénétrant dans la pathogénie de l'albuminurie, il a cherché quelles étaient les causes prochaines et le mode d'origine de ce phénomène pathologique, surtout dans la maladie de Bright.

Le mémoire de M. Hugues nous présente donc deux points importants à examiner : d'abord un point d'observation, une simple question de fait, ensuite un point théorique, un point de doctrine. C'est sur ce double terrain que nous allons le suivre successivement puis abandonnant la question de la maladie de Bright, nous étudierons rapidement l'albuminurie dans les autres maladies où ce symptôme peut se montrer. Enfin dans un quatrième paragraphe nous chercherons à expliquer le mode d'action du perchlorure de fer et du seigle ergoté contre le passage de l'albumine dans l'urine.

I.

Les observations qui servent de base au travail que nous examinons sont au nombre de quatre ; dans tous ces cas, il s'agit d'hommes de pauvre constitution, affaiblis par de mauvaises conditions hygiéniques antérieures ; nourriture insuffisante, habitations dans des endroits humides et mal aérés, etc.

A leur entrée à l'Hôtel-Dieu, la maladie datait déjà de deux à sept mois, et avait déjà occasionné une profonde débilitation de l'économie : une fois le début du mal s'était fait avec de la fièvre et de vives douleurs dans les lombes.

L'œdème, dans tous ces cas, avait présenté cette marche progressive et irrégulière que l'on remarque dans la maladie de Bright. D'abord borné à la face, il avait successivement et sans ordre envahi les membres et le péritoine.

L'urine rendue était pâle, inodore, contenant de grandes quantités d'albumine précipitée par l'acide azotique et soluble dans un excès de réactif : l'examen microscopique pratiqué une fois démontra, dans l'urine examinée, des débris de l'épithélium rénal.

Du côté des centres nerveux, on constata deux fois seulement un peu de céphalalgie.

Immédiatement après leur entrée à l'Hôtel-Dieu, tous

ces malades ont été soumis aux sudorifiques, aux diuré-
tiques alcalins, à l'uva ursi, à la digitale (une fois), etc.

Ce traitement continué pendant douze à quinze jours,
non seulement n'eut aucun effet heureux, mais même ne
s'opposa pas à la marche progressive de la maladie.

Ce fut dans de pareilles conditions que l'on administra
le seigle ergoté et le perclorure de fer. On les donna à doses
progressives en débutant par vingt gouttes de perchlorure à prendre dans une tisane et 0, 50 de seigle ergoté à
prendre dans une potion simple. Tous les deux ou trois
jours ces doses furent augmentées méthodiquement, de
sorte que ces malades prirent successivement en 24 heures
20, 30, 40, 50, 60, 70 gouttes de perchlorure de fer et
50, 75 centigrammes, 50 gr., jusqu'à 3 grammes de seigle
ergoté ; ces doses extrêmes ne furent jamais dépassées.

Sous l'influence d'un pareil traitement l'albumine com-
mença rapidement à diminuer dans les urines ; en dix
jours elle disparut complètement, dix jours après, les diverses suffusions séreuses avaient disparu elles-mêmes.

Dans l'observation n° 3 le traitement fut suspendu un
peu trop tôt ; l'albumine se montra de nouveau dans les
urines. Pour juger de l'effet comparatif du perchlorure de
fer et du seigle ergoté et pour connaître la part qui revient
à chacun d'eux dans la guérison du mal, on administra le
perchlorure seul : l'albuminurie diminua, mais cette diminution d'abord assez prompte n'arriva à se faire que très-
lentement : le seigle ergoté ajouté à la prescription hâta
la guérison. Quatre jours après son administration il n'y
avait plus d'albumine dans l'urine.

Dans toutes les observations de M. Hugues, les malades
à leur sortie ne présentaient plus d'albumine par l'acide
azotique : le tannin déterminait encore un petit précipité,
mais comme l'auteur le fait remarquer après M. Mialhe,
et comme il s'en est assuré lui-même, beaucoup d'urines,
même en état de santé, donnent un pareil précipité au
tannin.

Tels sont les faits que nous avions à examiner. Vous

le voyez, Messieurs, ils sont intéressants et instructifs à plus d'un point de vue; ils nous semblent prouver incontestablement que, dans certains cas du moins, le seigle ergoté uni au perchlorure de fer a une action très-puissante contre l'albuminurie et les diverses suffusions séreuses des albuminuriques. Nous disons que ces médicaments agissent contre *l'albuminurie* et non pas (comme le dit M. Hugues) *contre les diverses maladies où l'on trouve de l'albumine dans les urines*, parce qu'en effet nous croyons que le traitement que l'on vous préconise, est le traitement d'un *symptôme* plutôt que le traitement d'une maladie; il ne doit pas dispenser de l'emploi concomitant des différents moyens propres à combattre l'affection qui tient l'albuminurie sous sa dépendance ; sans cela il n'est qu'un palliatif, important sans doute, mais insuffisant. Consultons du reste le mémoire de M. Hugues :

L'auteur dans son travail ne cite que des exemples. d'albuminurie par maladie de Bright, il resterait donc encore à prouver que le seigle ergoté et le perchlorure de fer agissent également bien dans les autres cas d'albuminurie ; mais, pour ne pas sortir de la maladie de Bright et des faits rapportés par M. Hugues, n'est-il pas permis de douter que dans ces cas la guérison ait été définitive, ne peut-on pas penser que l'albuminurie momentanément enrayée, reparaîtra bientôt, si l'on s'est borné simplement à attaquer ce symptôme sans combattre la maladie générale, l'affection dont il est l'expression phénoménale?

M. Hugues ne fait des réserves que pour le sujet de la troisième observation, dont la maladie datant de 8 mois lui paraît bien ancienne pour avoir été guérie complètement en vingt jours ; les autres malades lui paraissent définitivement guéris : nous éprouvons quelques difficultés à nous montrer aussi optimiste.

Dans l'observation N° 3 , l'albuminurie, après avoir disparu sous l'influence du traitement spécifique, reparaît trois jours après la suspension du traitement. Même rechute dans l'observation N° 4. Remarquons en outre que les malades sont renvoyés guéris neuf à dix jours seulement après la suspension du traitement; ce temps restreint dans lequel les sujets sont restés en observation, ne nous paraît pas suffisant pour justifier complètement les espérances de l'auteur; un de ses malades, en effet, deux mois après sa sortie de l'Hôtel-Dieu, vit reparaître son albuminurie, ce qui l'obligea à entrer à la salle de clinique où nous avons pu l'observer.

Il résulte de ceci que le seigle ergoté et le perchlorure de fer sont des spécifiques de l'albuminurie et non pas de la maladie de Bright, semblables en cela à l'opium, qui peut être donné avec succès contre la toux des phthisiques, sans que pour cela on doive le considérer comme un spécifique de la phthisie pulmonaire.

II.

Abordons actuellement la question théorique. M. Hugues lui a consacré un chapitre étendu et ce n'est pas le moins intéressant de son travail; les observations en effet restent sans utilité et embarrassent la pratique plutôt qu'elles ne la servent, si elles ne sont pas vivifiées par la saine interprétation du rationalisme.

La doctrine que notre auteur a adoptée est celle que Graves a défendue; assez répandue en Angleterre, elle tend à faire invasion en France, et dernièrement M. le docteur Jaccoud lui a prêté l'appui de son talent dans son excellente thèse de 1860. Cette théorie de la pathogénie de l'albuminurie dans la maladie de Bright, peut se résumer dans les trois propositions suivantes :

1º L'albumine du sang est altérée primitivement; c'est là la cause à la fois prochaine et éloignée du passage de l'albumine dans l'urine.

2º Cette albumine ainsi altérée est impropre à la vie et est excrétée par le rein qui remplit ses fonctions normales d'émonctoire de l'économie.

3º Le parenchyme rénal finit par s'altérer sous l'influence du contact prolongé de l'albumine qu'il élimine ou par suite d'un exercice exagéré de ses fonctions.

Ces trois propositions, on le voit, sont tellement solidaires l'une de l'autre qu'elles ne peuvent subsister que l'une par l'autre et qu'elles sont également indispensables à la théorie ; ruiner l'une d'elles, c'est abattre l'édifice tout entier ; eh bien ! nous pensons qu'elles sont toutes les trois inacceptables, c'est ce que nous allons chercher à démontrer pour chacune d'elles en particulier.

1º *Dans la maladie de Bright, dit-on, l'albumine du sang est modifiée primitivement.*

Cette première assertion est toute hypothétique : on n'a jamais pu démontrer cette prétendue modification de l'albumine ; les analyses les plus sévères ont toujours indiqué l'identité la plus absolue entre l'albumine du sang des sujets atteints de l'affection de Bright et celle du sang de l'homme sain. — Un instant les travaux de M. Mialhe auraient pu faire penser le contraire, et M. Hugues s'est laissé séduire par l'attrait des recherches du savant chimiste ; mais aujourd'hui, depuis surtout les expériences de M. Becquerel, on s'accorde à voir, dans l'albumine normale et l'albumine dite caséiforme, deux corps semblables à l'examen chimique aussi bien qu'à l'examen microscopique.

Cette altération de l'albumine, qui forme pour ainsi dire la pierre angulaire sur laquelle s'appuie tout l'édifice, est donc démentie par l'observation directe, on l'admet néanmoins et, qui plus est, on cherche à l'expliquer. Voyons ce que valent ces explications.

Le tube digestif, a-t-on dit, le foie, le pancréas, sont chargés d'élaborer les éléments protéiques et de refaire l'albumine du sang; s'ils fonctionnent mal , ils n'élaboreront qu'une albumine imparfaite ; ceci posé, il a été facile de démontrer que dans la maladie de Bright les fonctions digestives languissent quelquefois et l'on a cru avoir le secret de l'albuminurie.

Mais n'est-il pas inexact d'avancer que dans la maladie de Bright les actes digestifs languissent davantage que dans toute autre maladie ? Aucun symptôme pendant la vie et aucune lésion après la mort ne peuvent légitimer une telle assertion. — Il y a plus ; si l'albuminurie était la conséquence d'un trouble fonctionnel des organes digestifs, ce phénomène pathologique devrait être un symptôme obligé de toutes les maladies du foie, du pancréas, de l'estomac ou des intestins, ou de toutes les cachexies, ce qui n'est pas ; la cirrhose hépatique elle-même qui détruit complètement le foie, le transforme en tissu fibreux et en abolit toutes les fonctions, la cirrhose ne voit pas l'albuminurie figurer dans son tableau symptomatologique.

L'altération présumée de l'albumine du sang dans la maladie de Bright, ne peut donc pas s'expliquer par un défaut dans les actes d'assimilation ; on a voulu chercher cette explication dans une perturbation des actes d'élimination et nous pensons que l'on n'a pas été plus heureux ; voyez plutôt :

L'albumine du sang, a-t-on fait remarquer, est destinée soit à être brûlée et à servir à l'entretien des différents phénomènes de combustion organique, soit à être assimilée et à servir à la réparation de nos tissus protéiques ; or, comme les phénomènes d'assimilation et de combustion sont manifestement ralentis chez les sujets atteints de la maladie de Bright , cette albumine, ayant perdu ses voies d'élimination normale, est excrétée par les reins et il y a albuminurie.

Une pareille hypothèse, on le voit, suppose une altération de l'albumine, non plus dans ses qualités, mais dans sa quantité, puisque ce principe trouve pour ainsi dire sa porte de sortie fermée, il faut qu'il s'accumule dans le sang, et c'est un trop plein que le rein doit alors évacuer. Malheureusement les faits viennent donner un démenti formel à ces déductions de la théorie que nous combattons, car le trop plein supposé n'existe pas ; l'analyse du sang dans la maladie de Bright fait voir une diminution et non pas une augmentation dans la proportion de l'albumine.

Ainsi l'examen le plus sévère ne démontre pas la prétendue altération primordiale de l'albumine dans la maladie
de Bright, et les explications que l'on a cherché à donner
de cette altération supposée, ne peuvent pas non plus se
soutenir ; nous pourrions en rester là, mais poursui-
vons :

2° *L'albumine altérée est évacuée par les reins.*

Les reins en effet sont chargés d'éliminer les matériaux
inutiles que charrie le sang ; la proposition précédente
paraît donc très physiologique ; malheureusement elle est
impossible ; pour qu'elle puisse être vraie, en effet, il fau-
drait que dans la néphrite albumineuse, les reins conti-
nuassent à être des organes d'élimination, c'est-à-dire
jouissent de la plénitude de leurs fonctions, ce qui n'est
pas.

Voyez l'urine, elle n'a dans la maladie de Bright ni sa
couleur ni son odeur ; l'ingestion de la térébenthine ou des
asperges ne lui communique plus l'odeur qu'elle lui don-
nait, l'urée y est contenue en moindre quantité, et s'accumule dans le sang pour de là se diffuser dans tout l'orga-
nisme; tout prouvé donc que le rein a perdu ses fonctions.
Comment pourrait-il, dès lors, comme on le soutient,
excréter cette albumine que l'on suppose primitivement
altérée, et épurer le sang alors qu'il ne peut excréter
l'urée qui est obligée de prendre une autre voie d'élimination ?

La seconde proposition de la théorie anglaise est donc
contraire aux faits ; voyons la troisième.

3° Cette troisième proposition explique *l'altération des
reins dans la maladie de Bright par le contact prolongé
de l'albumine qu'ils excrètent.*

Mais, Messieurs, ne savons-nous pas que l'albumine est
un topique émollient, incapable par conséquent de désor-
ganiser par son contact un tissu ou un organe ? tous les

jours on l'ordonne en collyre, et quels accidents ne pro-
duirait-il pas sur l'œil, s'il était vrai qu'il fût aussi caus-
tique que l'on veut bien le supposer? D'ailleurs, on a observé des exemples d'albuminurie qui, après avoir duré
plusieurs mois et avoir entraîné la mort des malades,
n'ont laissé dans les reins aucune altération sensible à
l'examen le plus minutieux : ces faits nous paraissent sans
réplique.

Mais ce n'est pas seulement le contact de l'albumine
que l'on a accusé de la lésion rénale dans la maladie de
Bright, on a cru voir la raison de cette lésion dans l'exercice immodéré de la fonction des reins ; ici encore nous
croyons devoir protester.

L'exercice immodéré de la fonction d'un organe ne peut
en amener la désorganisation : un muscle s'hypertrophie
par l'exercice, bien loin de s'atrophier ; et, pour ce qui
regarde les parenchymes glandulaires, voyez ce qui se
passe dans le diabète sucré : dans cette maladie, le foie et
les reins fonctionnent d'une manière exagérée et pendant
longtemps, sans cependant s'altérer, comme le fait le rein
dans la maladie de Bright, et pourtant le contact du gly-
cose est pour le moins aussi irritant que celui de l'albumine.

Il résulte de tout ce qui précède que la théorie anglaise
de l'albuminurie dans la néphrite albumineuse, ne peut
se soutenir sur aucun de ses points : quelle théorie accepte-
rons-nous donc? Ici, Messieurs, nous croyons devoir élar-
gir un peu le cadre de notre .sujet et sortir de la maladie
de Bright pour étudier rapidement les différents modes,
suivant lesquels l'albuminurie peut se produire dans les
diverses maladies ; une pareille étude nous permettra de
mieux comprendre l'état albumineux de l'urine dans la
néphrite granuleuse en fournissant des points de compa-
raison importants.

III.

L'albuminurie (1) n'est pas seulement le passage d'une certaine quantité d'albumine dans l'urine, mais bien la transsudation à travers les capillaires des reins, d'une certaine quantité du sérum du sang, avec une partie de son albumine et des différents sels qu'il contient en dissolution ; l'albuminurie peut donc être considérée comme une véritable hydropisie, comme une hydropisie *en dehors* (si l'on peut se servir de cette expression pour la différencier des hydropisies enkystées, ou hydropisies *en dedans*), c'est une transsudation tout à fait comparable à celle qui s'effectue dans le péritoine, par exemple, et d'où résulte l'ascite ; or comme il est démontré actuellement par les travaux physiologiques les plus rigoureux, que toutes les transsudations obéissent aux lois physiques de la filtration, il en résulte que trois grandes conditions principales doivent influer sur le phénomène pathologique que nous étudions. C'est en effet ce que nous allons démontrer, et de même que les filtrations sont modifiées par la pression sous laquelle le phénomène s'effectue, par la nature du fluide filtrant et par la nature du filtre, de même nous allons voir des albuminuries (c'est-à-dire des transsudations séro-albumineuses par les reins), se produire :

1° Par augmentation de tension dans les vaisseaux ;

2° Par modification du sang ;

3° Par modification des capillaires.

1° *Albuminurie par augmentation de la tension dans les vaisseaux des reins.*

De nombreux faits physiologiques et pathologiques prou-

---

(1) Nous parlons de l'albuminurie pathologique, car il existe une albuminurie physiologique dont nous aurons à parler plus loin.

vent que l'albumine peut transsuder en dehors des capillaires sous l'influence d'une augmentation de tension dans ces vaisseaux.

C'est ainsi que l'on peut déterminer l'œdème d'un membre en comprimant les veines qui en rapportent le sang ; des transsudations peuvent de même se faire dans le péritoine sous l'influence d'un obstacle au cours du sang dans la veine-porte, ou dans les ventricules cérébraux, et les méninges sous l'influence d'un obstacle au cours du sang dans les veines méningées, les sinus cérébraux ou les veines qui en émanent ; toutes ces causes modificatrices de la circulation aboutissent en définitive à augmenter la tension dans ces différents points du système circulatoire.

De même tout ce qui fera obstacle au passage du sang qui revient des reins, élèvera la pression sanguine dans ces organes et sera une cause prochaine d'albuminurie ; c'est ainsi que l'on a vu des albuminuries déterminées par des obstructions des veines rénales, c'est ainsi encore que doit s'expliquer l'albuminurie qui complique les maladies organiques du cœur, quand la lésion des orifices est assez considérable pour gêner la circulation sanguine dans les veines caves et de proche en proche jusque dans les veines émulgentes.

Tous les obstacles au cours du sang dans l'aorte descendante, au-dessous des artères rénales augmenteront aussi la tension dans le système vasculaire des reins par un mécanisme facile à concevoir, et seront aussi des causes d'albuminurie : c'est ainsi que dans une expérience rappelée par Lehmann, dans sa chimie physiologique, on a rendu un chien albuminurique en liant l'aorte au-dessous des rénales.

Cette expérience jette un jour éclatant sur l'albuminurie qui apparaît à une époque avancée de la grossesse, alors que l'utérus gravide comprime l'aorte abdominale et répète le fait expérimental que nous venons de mentionner. On a accusé de cette albuminurie l'état de chloro-anémie,

propre aux femmes grosses; certes, nous ne nions pas cet
état, mais nous ferons observer que beaucoup de femmes
chlorotiques ou très-anémiques, ont le sang très appauvri,
sans cependant être albuminuriques, et nous rappellerons
que même parmi les femmes enceintes, ne sont pas albuminuriques toujours celles qui sont le plus anémiques,
tandisqu'au contraire, l'albuminurie paraît chez elles très-
intimement liée à l'état de plénitude de l'utérus ainsi que
le démontrent les recherches suivantes.

M. Mayer et Langbeinrich de Wurtzbourg ont vu souvent l'albuminurie se montrer exclusivement pendant le
travail surtout chez les primipares, ou dans les accouche-
ments laborieux et difficiles, c'est-à-dire alors que les con-
tractions prolongées et répétées des muscles abdominaux,
pouvaient gêner le plus facilement la circulation de l'aorte
abdominale et de ses branches (1).

D'autres observateurs ont recherché combien de temps
l'albuminurie pouvait persister après l'accouchement chez
des femmes qui avaient présenté ce phénomène pendant
leur grossesse, et ils ont vu que l'albumine cessait très-
rapidement de se montrer dans l'urine, trop rapidement
pour que l'on puisse supposer que le sang ait eu le temps
de se reconstituer, surtout chez des malades placées au
milieu de causes aussi nombreuses d'épuisement que le
sont les nouvelles accouchées.

Ainsi M. Blot (1849), sur un relevé de 40 observations,
vit l'albuminurie cesser au minimum un jour après l'accouchement, au maximum 40 jours, en moyenne 22 jours;
MM. Devilliers et Regnault (1848) obtinrent pour maximum
dix jours, pour minimum trois jours, pour moyenne cinq à
six jours. Frerichs (1857) obtint pour moyenne dix à
douze jours. M. Leudet (1854), il est vrai, vit quelquefois l'albuminurie persister et entraîner la mort de la ma-

---

(1) *Gazette hebdomadaire*, 1855, page 804. Extrait de *Scanzon's
Beïtrage zur gynak.*

lade, mais ces cas font l'exception et de plus toujours alors l'autopsie démontra dans les reins des lésions capables d'expliquer la persistance des accidents.

2° *Albuminurie par modification de l'albumine du sang.*

Certaines expériences physiologiques nous semblent démontrer évidemment ce second mode d'albuminurie. En effet, si l'on mange, le matin à jeun, une quantité notable d'albumine, six ou huit blancs d'œuf par exemple, on retrouve une grande partie de cette albumine dans les urines. On produit de l'albuminurie en injectant du blanc d'œuf dans les veines d'un animal. Même résultat quand on injecte du sérum du sang dans les veines ou même dans le tissu cellulaire de l'animal en expérimentation. Même résultat encore si l'on injecte dans le système veineux de cet animal une partie de son propre sérum.

Toutes ces expériences ont pour conséquence immédiate de modifier l'albumine du sang, soit dans sa qualité, soit dans sa quantité, et c'est par ce moyen qu'elles déterminent l'albuminurie. Les reins qui jouissent de l'intégrité de leur structure et de la plénitude de leurs fonctions éliminent cette albumine impropre à la nutrition et celle-ci se retrouve dans l'urine.

L'albuminurie dont nous nous occupons est donc un phénomène physiologique qui suppose l'accomplissement régulier de l'acte normal du rein, et par conséquent l'état sain de cet organe, elle est, comme on le voit, bien différente de l'albuminurie qu'on rencontre dans la maladie de Bright; les principaux caractères qui l'en séparent sont les suivants :

A. L'albuminurie par altération primitive de l'albumine du sang est le plus souvent passagère et passe facilement inaperçue, parce que qu'elle se montre le plus souvent au milieu de la santé la plus florissante.

B. Dans cette albuminurie, les reins remplissent leurs fonctions normales, l'urine a tous ses caractères normaux ;

elle contient seulement en plus de l'albumine : elle a sa couleur et son odeur physiologiques, elle renferme sa quantité habituelle d'urée, et cette substance ne s'accumule plus par conséquent dans le sang, on n'observe jamais les accidents nerveux dits *urémiques*, enfin l'ingestion de la térébenthine ou des asperges communique aux urines les odeurs caractéristiques que l'on connaît.

C. Dans l'albuminurie par modification de l'albumine du sang, le parenchyme rénal n'étant pas altéré, on ne retrouve pas dans l'urine ces débris épithéliaux, ou ces cylindres fibrineux qui attestent infailliblement une lésion des reins.

Cette série de caractères distinctifs, unis aux considérations physiologiques précédentes nous paraissent venir à l'appui de la thèse que nous soutenions plus haut contre l'opinion de Graves, qui veut faire de l'albuminurie dans la maladie de Bright une albuminurie par modification primitive de l'albumine du sang.

3° *Albuminurie par modification de la structure ou de la vitalité des vaisseaux.*

L'albumine peut-elle transsuder hors des vaisseaux sous l'influence d'une modification dans la structure ou la tonicité de ces vaisseaux ? Peut-il y avoir albuminurie par altération dynamique ou physique des parois vasculaires ?

On a nié ce troisième mode de transsudation albumineuse et d'albuminurie ; cependant il nous paraît démontré et par l'analogie et par l'observation directe, ainsi que nous allons chercher à le faire voir.

Il est constant, en effet, que lorsque par un moyen quelconque, par une irritation prolongée, par exemple, on parvient à faire perdre leur tonicité aux parois vasculaires, on détermine à travers ces parois la transsudation des parties fluides du sang, quelle que soit la région et quel que soit l'organe auquel appartiennent les vaisseaux irrités.

Le fait est facile à démontrer sur les capillaires de la peau ; sous l'influence d'un sinapisme ou d'un vésicatoire, on voit les vaisseaux de la partie perdre leur contractilité, puis leur tonicité et la peau rougir, puis se recouvrir de phlyctènes ou de bulles, c'est-à-dire présenter des traces non équivoques de transsudations séro-albumineuses.

Les mêmes phénomènes peuvent se répéter sur une séreuse ou dans un parenchyme dont les capillaires viennent à être irrités. On sait que l'inflammation des membranes séreuses donne fréquemment lieu à des transsudations albumineuses d'où l'existence d'hydropisies que l'on doit rattacher évidemment à une modification dans la structure ou la tonicité des vaisseaux sanguins bien plutôt qu'à une altération de l'albumine du sang. — Un foyer inflammatoire se forme-t-il sur un membre ; il ne tarde pas à s'entourer d'un cercle œdémateux résultat d'une transudation séro-albumineuse du même genre que la précédente. Pourquoi donc refuser d'admettre dans les reins un phénomène que l'on ne conteste pas partout ailleurs ? Pourquoi dans les reins seulement les capillaires ne pourraient-ils pas perdre quelquefois leur tonicité, ou lorsqu'ils la perdent ne laisseraient-ils pas transsuder les parties fluides du sang comme dans toute autre partie de l'économie ? évidemment l'analogie ne serait pas en faveur de cette dénégation. Du reste, l'expérimentation directe va venir démontrer l'existence d'albuminurie par modification des capillaires des reins.

On peut en effet émousser la tonicité des vaisseaux rénaux en portant directement sur eux des corps irritants, et par ce moyen on détermine facilement le passage de l'albumine dans les urines. Tout le monde sait que l'ingestion de la cantharidine, de la térébenthine, du copahu et de diverses autres substances caustiques, capables d'être éliminées en nature par les reins, est bientôt suivie d'albuminurie.

On peut encore produire le même phénomène en agissant sur les capillaires indirectement et par l'intermédiaire

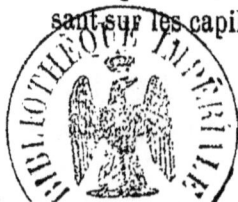

du système nerveux ; c'est ainsi que M. Bernard a déter-
miné l'albuminurie en piquant un certain point du plan-
cher du quatrième ventricule ; c'est ainsi encore que
M. Morel, de Strasbourg, est arrivé au même résultat, en
1856, en coupant les nerfs d'un rein sur un chien qui sur-
vécut trente-six heures à l'opération (1). N'est-il pas vrai
que dans ces cas l'albuminurie reconnaît pour cause prochaine un défaut de tonicité par manque d'innervation des
capillaires des reins, plutôt qu'une altération primitive de
l'albumine du sang ?

Cependant, comme nous le disions précédemment, on a
nié l'albuminurie par modification des capillaires, et les
objections que l'on a faites à cette doctrine, sont les suivantes : on trouve souvent, a-t-on dit, dans les nécropsies,
des reins congestionnés sans qu'on ait observé de l'albumine dans les urines pendant la vie.

Il est facile de répondre à ces objections. Il est vrai, en
effet, que certaines congestions occasionnent des transsudations albumineuses ; on ne doit pas en conclure que
toutes les hypérémies entraînent les mêmes conséquen-
ces : il faut se rappeler qu'avec un sinapisme, on peut
déterminer une simple rougeur de la peau sans phlyctène,
ce qui n'empêchera à personne, nous en sommes sûr, de
penser que la bulle qui surviendra infailliblement si l'on
continue plus longtemps l'application irritante, ne soit
occasionnée par une modification dans l'état des capillaires
de la partie irritée, plutôt que par une modification de
l'albumine du sang.

Quant à ces desquamations ou à ces altérations avancées
des reins que l'on rencontre quelquefois sans albuminurie,
elles se comprennent encore très-bien ; car elles portent sur
l'élément épithélial du rein, plutôt que sur la circulation,
et l'on sait que la transsudation albumineuse est un acte

---

(1) Fait rapporté par le docteur Picard, dans sa thèse inaugurale :
De l'urée et de sa diffusion dans l'économie ; Strasbourg, 1856.

vasculaire, plutôt qu'un acte cellulaire : du reste, dans tous les faits que l'on a cités , les sujets n'ont été observés qu'à une période avancée de leur maladie, et rien ne prouve que les reins n'aient pas laissé transsuder de l'albumine à une époque moins tardive, alors que leur dégénérescence était moins complète.

Les diverses considérations que nous venons de faire valoir nous paraissent établir d'une manière incontestable la possibilité et l'existence d'une albuminurie par congestion du rein, ou par modification dans la tonicité de ses capillaires, où cette congestion peut se produire sous l'influence des conditions les plus diverses, aussi voit-on l'albuminurie se produire dans les circonstances en apparence les plus opposées.

A. On constate l'albuminurie dans des cas d'hystérie ou d'épilepsie, dans certaines commotions morales, alors que le système nerveux est fortement ébranlé. Ce fait trouve actuellement son explication dans les expériences physiologiques de M. Cl. Bernard, de M. Morel, de Strasbourg ; nous avons rappelé que ces deux auteurs ont donné lieu à des urines albumineuses en agissant sur les capillaires des reins par l'intermédiaire du système nerveux.

B. L'albuminurie que l'on rencontre si souvent dans les fièvres, annonce évidemment une congestion des reins : cette congestion est du reste trahie aussi par la desquamation des tubes urinipares, et confirmée par la grande tendance naturelle que les viscères ont à se congestionner dans les pyrexies.

C. Les causes de froid, les différentes causes de perturbation des fonctions cutanées n'entraînent l'albuminurie qu'en produisant des congestions du rein, comme on leur voit produire des congestions du foie ou des poumons.

D. L'ingestion des substances irritantes peut être aussi une cause de l'albuminurie, lorsque ces substances, n'étant pas modifiées dans le torrent circulatoire, sont éliminées en nature par le rein et l'irritent par leur contact ; c'est ainsi que doit s'expliquer l'albuminurie qui suit une forte ingestion d'alcool, ou l'absorption de la cantharidine, de la térébenthine ou du copahu, etc.

Dans ces différents cas, la congestion rénale ne peut se nier ; si la cause qui l'a produite est passagère, cette congestion sera passagère aussi, le parenchyme de l'organe restera sain, on n'observera qu'une simple desquamation des tubes urinipares et encore pourra-t-elle faire défaut, enfin l'albuminurie n'aura qu'une durée passagère ; mais si la cause morbide persiste, si la constitution du sujet est ruinée par un vice diathésique ou par de mauvaises conditions hygiéniques habituelles, alors cette congestion du rein sera la cause occasionnelle de lésions plus graves de l'organe, et la glande subira soit la dégénérescence cirrhotique dite nephrite granuleuse, soit la dégénérescence amyloïde, sur laquelle Virchow a appelé dernièrement l'attention ; il y aura alors *maladie de Bright* et albuminurie dite permanente.

On voit d'après cela que la maladie de Bright n'existe pas comme *maladie*, comme *entité nosologique* ; on confond sous ce nom plusieurs maladies différentes parce qu'elles ont de commun la lésion rénale et l'albuminurie qui en est la conséquence immédiate. Quelles sont ces diverses maladies ? Nous ne pouvons répondre ici d'une manière complète à cette question, mais nous pensons que la maladie de Bright est souvent une manifestation de la scrofule, et presque toujours une manifestation d'un état diathésique ; que l'on ne nous fasse donc pas dire que nous ne voyons dans la maladie de Bright qu'une altération du rein ; sous ce nom, nous comprenons le plus souvent un état constitutionnel qui détermine sa localisation du côté des principaux organes, mais surtout devers le rein, et ce que nous soutenons c'est que le passage de l'albumine du sang dans les urines est la conséquence immédiate de l'altération du rein, de même que dans la phthisie pulmonaire (maladie le plus souvent éminemment diathésique), la toux est la conséquence de la lésion de la muqueuse laryngo-bronchite.

S'il en est ainsi, on doit pouvoir, dans la maladie de Bright, faire cesser, momentanément du moins, l'albuminurie en s'appliquant à combattre la lésion rénale ; c'est en effet ce qui a lieu, comme nous allons le démontrer dans le paragraphe suivant, et ce qui viendra encore corroborer la thèse que nous soutenons sur le mécanisme de la transsudation de l'albumine dans les urines, dans les cas de néphrite granuleuse.

IV.

On prévoit déjà que nous voyons dans le perchlorure de fer et le seigle ergoté des toniques des capillaires, et que pour nous ces médicaments excrétés en nature par les reins viennent influencer avantageusement les vaisseaux des reins et leur rendre leur tonicité, soit directement à la manière d'un topique, soit indirectement par l'intermédiaire du système nerveux.

Telle est en effet notre opinion, parce que tel est ce que va nous apprendre l'observation directe.

L'action astringente du perchlorure de fer n'est douteuse pour personne ; quant à celle du seigle ergoté, elle a été mise hors de doute par les expériences d'OEsterlen et le docteur Desprez l'a pleinement acceptée dans sa thèse inaugurale (Paris 1861) ; — nous ferons remarquer, du reste à l'appui de notre dire, que toutes les substances capables de faire contracter les capillaires jouissent de la même efficacité que le seigle ergoté contre l'albuminurie (1) ; la digitale, le tannin, le sulfate de quinine que l'on a recommandés

(1) Nous ne voulons parler que de l'albuminurie symptôme ; pour être curatif et non pas seulement palliatif, le traitement doit s'adresser dans la maladie de Bright à l'état général qui tient l'albuminurie dans sa dépendance ; c'est une vérité sur laquelle nous avons déjà insisté au commencement de notre rapport.

dans ces derniers temps contre ce phénomène morbide, sont tous des excitants du grand sympathique, et tous ont la propriété de déterminer la contraction des fibres musculaires des petites artériolles, le resserrement de ces vaisseaux et l'anémie de l'organe ; comme preuves de cette action, nous donnerons la dilatation de la pupille que ces médicaments occasionnent, ainsi que la diminution de la fréquence avec la dureté et la haute tension du pouls qu'ils déterminent.

Mais il est encore une autre substance qui paraît avoir la même propriété que les précédentes , c'est l'uva ursi que MM. de Beauvais, Harris, Gauchet (1) ont venté comme succédané du seigle ergoté et que nous avons vu employer avec succès par M. le docteur Teissier contre l'albuminurie ; voici le fait auquel nous faisons allusion et dans lequel l'urva ursi fut associé aux préparations ferrugineuses :

Michel J., âgé de 18 ans, d'un tempérament lymphatique, exerce à Lyon la profession de cartonnier.

Il y a trois mois, le malade après un séjour de deux mois dans un endroit humide, accuse de vives douleurs dans la région lombaire avec un peu de fièvre : ces douleurs durèrent un mois au moins et n'obligèrent pas le malade à garder le lit. Michel J. semblait aller mieux quand, il y a quinze jours, sans cause appréciable et sans avoir éprouvé de mouvement fébrile, il présenta une suffusion séreuse qui, après avoir débuté dans l'abdomen, se généralisa bientôt en envahissant successivement la face et les membres. Ce sont ces accidents qui l'obligèrent à entrer à l'Hôtel-Dieu où il est admis le 9 juillet 1861 dans la salle clinique, n° 28. A son arrivée nous constatons un œdème général et un peu d'épanchement dans le péritoine.

Les urines décolorées, inodores, précipitent très-fortement sous l'influence de l'acide azotique, et contiennent

(1) Voyez *Gazette hebdomadaire*, 1859, page 734.

quelques cylindre fibrineux, de nombreuses cellules épithéliales provenant des reins et de la vessie, des noyaux
épithéliaux libres, des cellules épithéliales des reins très-
granuleuses et quelques hématies ; langue bonne, appétit
conservé, rien du côté du cœur et des poumons, pas de
douleur lombaire, pas de fièvre, affaiblissement, teinte
terreuse des téguments.

Tisane uva ursi.

4 pilules de Vallet.

Ce traitement est continué sans interruption.

Le 10 juillet, après onze jours de traitement, les suffusions séreuses sont bien moins intenses; il y a encore de
fortes proportions d'albumine dans l'urine mais cependant l'albuminurie est moins intense qu'à l'arrivée du
malade, les urines sont plus colorées et un peu plus abon-
dantes.

Le 30 juillet (20 jours de traitement) plus de trace d'œ-
dème ; l'amaigrissement n'étant plus masqué par la pré-
sence de l'anasarque, l'habitus extérieur de notre malade
fait un contraste frappant avec celui qu'il présentait quelques jours auparavant. — Encore de l'albumine dans les
urines.

Le 20 août. Aucune suffusion séreuse ; les urines contiennent encore un peu d'albumine ; état général bon ; le
malade demande son exeat.

Depuis cinq ans le malade a un peu d'incontinence d'u-
rine : cet accident paraît avoir été amélioré par le traitement.

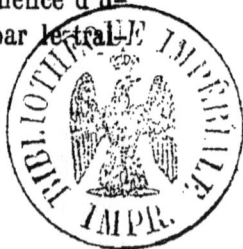

219

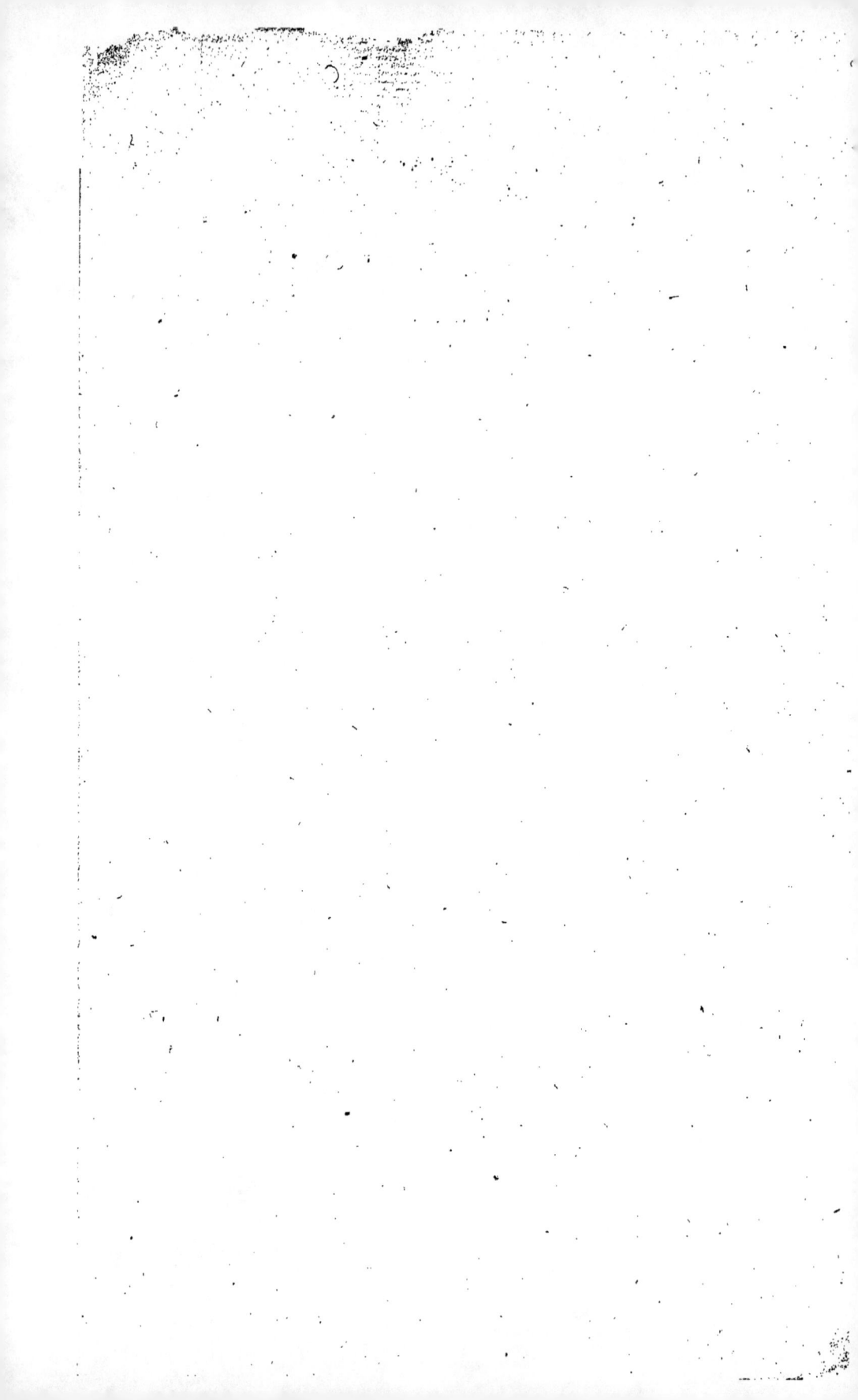

www.ingramcontent.com/pod-product-compliance
Lightning Source LLC
Chambersburg PA
CBHW070156200326
41520CB00018B/5420